Dr Aug. BOURSIER
Ancien Interne des Hôpitaux de Paris
Médecin consultant à Contrexéville

CONTREXÉVILLE

Ses Indications
Ses Contre-Indications

PARIS
ÉDITIONS DE LA " GAZETTE DES EAUX "
3, rue Humboldt, 3

1914

Contrexéville

Ses Indications — Ses Contre-Indications

Par le Dr Aug. BOURSIER

Ancien interne des Hôpitaux de Paris

Médecin consultant à Contrexéville

Dans la partie Sud-Ouest du département des Vosges, à la limite des arrondissements de Mirecourt et Neufchâteau, existent trois stations : Contrexéville, Martigny et Vittel, possédant des sources minérales froides, qui présentent une analogie de composition chimique et, par suite, une analogie de clinique thérapeutique.

Je laisserai à nos confrères de Martigny et de Vittel le soin de vous exposer, dans une conférence ultérieure, les caractéristiques de leurs Stations et je ne m'occuperai, aujourd'hui, que de Contrexéville, qui est la station mère des eaux froides des Vosges.

Historique

Contrexéville possédait une « *Fontaine* », à laquelle venaient se soigner, de temps immémorial, les habitants de Contrexéville et des villages environnants. Sa notoriété était purement locale quand, en 1759, au milieu du XVIIIe siècle, se produisit une cure qui appela l'attention.

Une jeune fille de 10 ans, à la suite de deux cures de quinze jours, rendit spontanément un calcul de la grosseur d'une balle de calibre, pour lequel elle était menacée de subir l'opération de la pierre à Lunéville et fut, par la suite, débarrassée et de son incontinence d'urine et de son catarrhe de la vessie.

Cette cure vint à la connaissance du roi Stanislas, qui envoya à Contrexéville Bagard, son médecin et président du Collège de Médecine de Nancy, pour étudier le fait et vérifier sur place les Eaux de la « Fontaine de Contrexéville » et leurs propriétés thérapeutiques.

En 1760, le 10 janvier, Bagard lut, devant l'Académie royale des Sciences et des Arts de Nancy, un mémoire sur la « *Fontaine de Contrexéville*, la nature de ses Eaux et ses propriétés ».

En 1774, Thouvenel fut envoyé à Contrexéville par Rollin, inspecteur des Eaux minérales du Royaume, et confirma, dans un « Mémoire chimique et médicinal sur les principes et les vertus des Eaux minérales de Contrexéville, en Lorraine », les idées de Bagard.

Avec l'aide financier de l'abbé de Bouville, qui avait déjà été taillé et cherchait à éviter les douleurs endurées et par la pierre et par l'opération, il procéda, le propriétaire de la source n'en ayant pas les moyens, au premier captage de la source.

A partir de ce moment, Contrexéville fut le rendez-vous d'une foule de princes et de grands seigneurs. Sa renommée alla jusqu'en Angleterre. Les Anglais commencèrent à venir et y firent même construire, sur une des hauteurs, une vaste maison désignée sous le nom de « Château des Anglais ».

Le ministre Necker fut sur le point d'acheter cette source pour le Royaume, quand survint la Révolution de 1789. Pendant toute cette période troublée, les cures thermales furent complètement abandonnées en France.

C'est seulement au moment de la Restauration que les Villes Thermales virent revenir leurs clients, qui n'ont fait qu'augmenter d'année en année.

Des sources présentant des analogies de composition avec celles de Contrexéville furent découvertes, dans le milieu du XIXe siècle, à Martigny et à Vittel.

C'est en s'inspirant des travaux de Bagard, de Thouvenel et des premiers médecins de Contrexéville (Mamelet, Baud, Treuille), que se créa la clinique hydrominérale de ces Stations.

Sources de Contrexéville

Dans le Parc de l'Etablissement, cinq sources minérales :

Le *Pavillon* (ancienne Fontaine de Contreville), la *Souveraine*, le *Prince*, le *Quai*, la *Duchesse*.

En dehors de l'Etablissement :

Le Clerc, Thiéry, Mougeot, Great Source, Châtillon-Lorraine.

Le Pavillon est de beaucoup la source la plus importante et la plus connue. C'est celle qui nous servira de type parmi les sources de la Station.

C'est une eau d'une limpidité parfaite, incolore, ne contenant que très peu de gaz, à peine quelques bulles de gaz carbonique, qui se fixent aux parois du verre.

Elle est froide (11°5 à l'émergence).

D'odeur presque nulle, elle a une saveur agréable très légèrement styptique et ferrugineuse.

D'une réaction très faiblement alcaline, presque neutre, sans influence sur le papier de tournesol, elle verdit d'un beau vert clair le sirop de violette.

Densité : 1002,5.

Δ : 0,069.

Débit : 200.000 litres par 24 heures.

Laissée au repos, elle se recouvre d'une pellicule irisée et forme rapidement sur les parois du verre, qu'on laisse plonger dans la vasque de la Source, un enduit ocreux profondément incrusté (Fluor, Nicklès, 1867). Sur les parois des vasques, on trouve un dépôt ocracé très abondant.

L'analyse faite par Debray, en 1864, fut vérifiée par M. Wilm, en 1879. Les deux analyses sont absolument concordantes :

Source du Pavillon

Acide carbonique libre	0,080
— — des carbonates	0,276
Bicarbonate de calcium	0,402
— de magnésium	0,035
— ferreux	0,007
— de lithium	0,004
Sulfate de calcium	1,565
— de magnésium	0,236
— de sodium	0,030
Chlorure de sodium	0,004
— de potassium	0,006
Silice	0,015
Fluorure de calcium	traces
Arsenic	traces
Minéralisation totale	2,384
Résidu fixe	2,166

*
* *

Les principes minéraux les plus importants sont :
Sulfate et bicarbonate de calcium ;
Sulfate de magnésium.

L'Eau du Pavillon est donc, pour me résumer, une Eau froide, *sulfatée, bicarbonatée calcique, magnésienne, silicatée, lithinée* et *ferrugineuse.*

Toutes les autres sources se rapprochent, par leur composition, de la Source du Pavillon et n'en diffèrent que par la proportion des éléments minéralisateurs.

Le *Quai* est plus magnésien. Le *Prince* plus ferrugineux.

La Source *Souveraine* mérite une mention spéciale : elle est moins riche en fer, en sulfate et carbonate de calcium, mais contient plus de *sulfate de magnésium,* o gr. 740, et plus riche en chlorures.

Etablissement Thermal

Dans le Parc de l'Etablissement, considérablement agrandi dans ces dernières années, se trouvent les éléments essentiels de la cure :

Buvette — Galeries-Promenoirs — Thermes.

Ils forment, depuis 1910, un ensemble architectural gréco-byzantin. Son architecte s'est inspiré, pour sa construction, du Temple d'Esculape, à Epidaure.

BUVETTE. GALERIES-PROMENOIRS.

Le *Pavillon* est situé sous un dôme très élevé, entouré d'une galerie circulaire, reliée à une Galerie bordée de colonnes doriques, revêtues de mosaïques.

Cette *colonnade* a une longueur de 180 mètres, est large, spacieuse et est le rendez-vous des buveurs pendant la cure, et surtout lors du mauvais temps.

La *Souveraine* et la *Duchesse* sont à l'extrémité nord de la colonnade ; le *Prince* et le *Quai,* à l'entrée des Thermes.

Sous la colonnade se trouvent une salle chauffée par eau chaude, utilisée par les temps froids et pluvieux, et de très nombreux et élégants magasins, où se vendent tous les produits artistiques de la Lorraine.

THERMES.

Donnant sous cette colonnade, les *Thermes,* véritable établissement de *physiothérapie* avec tout le luxe et le confort modernes.

Les Thermes comprennent :

1° *Section d'Hydrothérapie* avec 60 cabines spacieuses, pourvues de baignoires en céramique, avec lavabo et eau chaude et froide. Cabines de luxe, piscines, salles de douches, de massage, de massage sous l'eau, bains sulfureux, bains de vapeur, douches d'air chaud, salle de fumigations térébenthinées.

2° *Section électrique complète* : radiographie instantanée (qui est d'un très grand usage pour déceler la présence des calculs dans les reins, le bassinet, l'uretère, la vessie, le volume de ces calculs, la possibilité ou l'impossibilité de l'expulsion naturelle par le traitement hydrominéral et, par suite, dicte la conduite du médecin hydrologue), radioscopie, haute fréquence (d'Arsonvalisation), électricité statique, courants faradiques, bains électriques, cellules de Schœn, bains de lumière.

3° *Section de mécanothérapie*, avec salle de gymnastique.

Les Thermes sont chauffés par le chauffage central et répondent à tous les besoins de la clientèle thermale de Contrexéville.

Les Bains sont alimentés par les Sources du Pavillon, du Quai, du Prince, et chauffés par une circulation de vapeur, sans arriver à l'ébullition, ce qui empêche la décomposition de l'Eau et la précipitation des sels qu'elle renferme et lui assure la conservation de toutes ses propriétés.

La Cure.

1° *Traitement interne.*

L'Eau en boisson est le principal élément de la cure. Elle est bue le matin, à jeun, de bonne heure, entre 6 et 9 heures. Cette heure est préférable, à cause de la température plus fraîche pendant l'été, ce qui prévient la transpiration trop abondante, qui nuirait à la cure.

L'Eau est prise par verres de 333 grammes et à doses quotidiennes progressives jusqu'à la dose thérapeutique avec diminution de doses dans les derniers jours. Les doses ne sont plus aussi élevées qu'autrefois à Contrexéville et dans toutes les autres stations : elles dépendent absolument de la maladie, du malade et des résultats qu'on veut obtenir.

Très souvent, on fait boire par demi-verre, tiers de

verre, quart de verre. La quantité de verres varie de 4 à 6 verres, quelquefois plus quand on veut provoquer un véritable courant pour entraîner sable et calculs. Les intervalles entre chaque verre sont variables entre 15 et 30 minutes.

Certains malades ne peuvent boire l'eau à la température de la source : on y ajoute une petite quantité d'Eau chauffée, ou on met le verre dans l'Eau chaude, au bain-marie, pour obtenir la température supportable. Quelquefois, on fait précéder l'Eau du Pavillon de quelques verres d'Eau de la Souveraine, plus active sur l'intestin, ou même d'un léger laxatif salin, le premier jour, pour arriver à obtenir une action plus évacuante, qui s'établit les jours suivants et pendant toute la cure.

L'examen des urines répété fréquemment, l'état de la pression artérielle par le sphygmomètre, seront d'une grande utilité pour le médecin et lui fourniront avec les autres signes cliniques, des renseignements précieux sur le fonctionnement du rein et la circulation sanguine. Ils serviront de guide pour apprécier la quantité d'Eau qu'il faudra administrer.

De tous temps, à Contrexéville, le buveur « *promenait son Eau* » pendant la cure, dans le parc et les galeries couvertes, faisant suite à la source. Depuis quelques années et dans certaines stations de diurèse, on a pris l'habitude de faire boire le malade au *lit*, prétendant que la position horizontale couchée et la chaleur du lit provoquaient plus rapidement la diurèse.

Je ne nie pas que la position couchée soit préférable chez les malades affaiblis, anémiés, chez les douloureux des reins, des articulations, chez ceux qui ont une sécrétion urinaire ralentie, qui ont de l'artério-sclérose, une affection cardiaque ; chez ces malades, le lit avec la chaleur qu'il communique, en y ajoutant même quelqnefois des applications chaudes sur les reins, la région épigastrique, permettra des cures qui auraient été impossibles autrement. C'est l'exception.

Pour la majorité de nos buveurs, qui mènent habituellement une vie sédentaire, pour nos graveleux, nos goutteux, très souvent obèses, la marche sera très salutaire et nous profiterons de leur séjour dans la station pour leur conseiller un des plus salutaires procédés de *physiothérapie*, la marche au grand air, le *footing*, comme disent les Anglais. Ce sera un élément surajouté à la cure d'Eau.

A Contrexéville, la cure est surtout une cure du matin, au moment où l'estomac est en état de vacuité. Nos malades, gros mangeurs, ont souvent des digestions lentes et l'Eau prise dans l'après-midi risquerait d'être mal supportée. Toutefois, j'excepterai certains malades, qu'il est indispensable de faire boire une plus grande quantité d'Eau, soit pour arriver à l'expulsion des calculs, soit pour faire passer dans les voies urinaires un courant d'Eau plus abondant, pour modifier les muqueuses enflammées, comme dans les pyelites, pyelo-néphrites, cystites.

2° *Traitement externe.*

Le traitement externe n'est qu'un adjuvant de la cure. Les bains activent la circulation cutanée, augmentent la sécrétion des reins en même temps qu'ils les décongestionnent, calment les douleurs chez les néphrétiques et facilitent l'expulsion des sables et des calculs. Ils seront contre-indiqués chez les goutteux, auxquels ils peuvent provoquer des accès de goutte.

Les douches, les massages, les frictions, de même que certaines applications électriques, la mécanothérapie, auront leurs indications chez nos malades qui sont, en général, des ralentis de la nutrition, mais il faudra éviter l'exagération de ces moyens thérapeutiques qui, toujours, ne seront que les *adjuvants* et non *l'élément essentiel* de la médication, comme dans les stations allemandes, pauvres en eau minérale active.

PROPRIÉTÉS PHYSIOLOGIQUES.

A la suite des premiers verres d'Eau, se produit une légère sensation de froid, accompagnée de quelques palpitations, suivie d'une assez vive réaction de chaleur, favorisée par une marche un peu rapide. Parfois les malades accusent du vertige, de l'éblouissement, des tiraillements d'estomac. Ces troubles ne sont pas dûs à une hypertension cardio-vasculaire, puisqu'ils se présentent presque aussitôt après l'absorption du premier verre ; ils sont le plus souvent d'origine gastrique et seront évités en faisant boire par petites doses, par gorgées, en réchauffant l'Eau, en espaçant les suite, l'Eau ne produisait pas les effets qui lui étaient si salutaires à Contrexéville.

On a voulu attribuer cette purgation à une sorte d'indigestion ; mais si telle était la cause, il y aurait des troubles digestifs. Au contraire, les troubles dyspeptiques antérieurs, observés si fréquemment chez nos malades et qui entrent souvent pour une bonne part dans l'étiologie de leurs affections, sont amendés, les digestions se régularisent, l'appétit devient meilleur et est même quelquefois trop fort, le malade se laissant aller à trop le satisfaire, malgré les conseils donnés par le médecin, au point de vue du *régime alimentaire*, qu'il peut suivre à l'hôtel.

L'action *stimulante* sur la nutrition n'est pas moins manifeste : on voit, pendant et après la cure, l'urine augmenter, l'acide urique diminuer, une combustion plus complète des éléments azotés, un accroissement du coefficient d'oxydation et du rapport de l'urée avec les éléments solides.

Cette stimulation s'exerce sur tous les organes : foie. reins, peau, cœur, vaisseaux, et a besoin d'être surveillée chez les hypertendus, les artério-scléreux, les prostatiques.

Comme preuves d'excitation générale, on note de l'accélération de la respiration, de la circulation, de l'excitation générale, des poussées hémorrhoïdales, la menstruation avancée, plus longue, plus abondante, de l'hypersécrétion de la sueur, de la salive, de la muqueuse nasale.

Pour conclure, nous dirons que les Eaux de Contrexéville sont *diurétiques*, *laxatives*, *purgatives* même, *cholagogues* ; en un mot, *antiseptiques*, *désintoxicantes*, et qu'elles ont une action *stimulante* et *tonique* sur la nutrition en général, en régularisant les échanges.

On comprend, de plus, leur action bienfaisante chez les débilités, par suite de leur richesse en *sels calciques* et à l'importance qu'on a fait jouer, dans ces dernières années, à la *médication calcique*, pour reconstituer les organismes défaillants ; elles sont *reminéralisatrices*.

A. Indications.

Elles sont fournies avec une grande précision par Bayard et n'ont pas beaucoup varié depuis cette époque, sinon qu'elles sont appuyées sur des bases plus scientifiques, moins empiriques, et qu'elles se sont étendues à des troubles, dont l'origine causale est mieux connue :

« Les Eaux de Contrexéville, dit-il, sont bonnes pour prévenir les retours de la goutte, pour rétablir la souplesse des nerfs et des parties membraneuses, desséchées par l'humeur de cette maladie.

Elles sont souveraines dans les maladies des reins, de la vessie, de l'urèthre, surtout contre la pierre, la gravelle et les carnosités de l'urèthre.

Nous osons avancer, sur des témoignages non suspects, qu'elles ont la vertu de faire sortir les pierres de la vessie, quand elles ne sont que d'une grosseur médiocre, qu'elles ont la propriété de dissoudre en fragments celles qui sont plus grosses et d'une nature plâtreuse et graveleuse, même celles qui sont plâtreuses et murales.

De plus, comme ces eaux contiennent un acide minéral et du savon, elles seront très utiles dans les cas d'épaississement de la bile et dans les obstructions du foie, avec d'autant plus de raison que les Eaux ont quelquefois la vertu purgative. »

Ainsi, goutte, gravelle rénale, inflammation des voies urinaires, gravelle biliaire, telles sont les principales indications.

1° L'ARTHRITISME et surtout la GOUTTE sera justiciable de Contrexéville. Dans la goutte, l'acide urique joue le principal rôle causal, depuis les travaux de Garrod. Les goutteux sont des uricémiques et c'est sur ce principe, l'acide urique, sur la *diathèse urique*, que Contrexévile agira, en favorisant son élimination par les urines.

Les *goutteux aigus* francs, florides, héréditaires ou non, à accès plus ou moins fréquents, causés par un excès alimentaire, une fatigue physique ou intellectuelle, viendront à Contrexéville, après leurs accès, et verront ces accès s'espacer, devenir moins longs, moins douloureux, disparaître même, s'ils ont le soin de surveiller leur hygiène et de faire plusieurs cures successives. Pendant la cure ou après leur cure, ils constateront, le plus souvent dans leurs urines, une quantité plus ou moins abondante d'acide urique, sous forme de dépôt, de sable rouge brique.

Il en sera de même des *goutteux chroniques*, à accès subintrants, s'accompagnant de raideurs articulaires, de dépôts tophacés péri ou intra-articulaires, qui tuméfient les articulations, gênent les mouvements, qui sont pâles, anémiques, qui ont des urines peu colorées, contenant peu d'acide urique, d'urée, qui ont des digestions lentes, un état général mauvais.

Il se produira chez eux un remontement de la santé générale, une régularisation de toutes les fonctions, une diminution des dépôts tophacés, des gonflements péri-articulaires, un rétablissement des mouvements et des articulations, en même temps qu'une disparition des accès. C'est dans ces cas surtout que sont utiles les cures répétées annuellement avec l'usage fréquent à domicile.

Seront modifiées, sinon guéries, à Contrexéville, les modifications de la goutte *abarticulaire* ou *viscérale* qui précèdent, accompagnent ou succèdent à la goutte, qui sont dues à la *diathèse urique* ou à l'uricémie et qui peuvent se produire sur les *poumons* (bronchites répétées, asthme), sur la *peau* (érythèmes, eczéma, psoriasis, prurit, urticaire), sur l'*œil* (iritis, irochoroïdite), sur le *système nerveux* (névrite, névralgie, migraine, neurasthénie), sur les *organes génitaux* (orchite, goutte utéro-ovarienne), sur les *veines* (phlébite, périphlébite).

A la goutte, nous rattacherons aussi les lésions artérielles qui amènent l'*artério-sclérose*, par suite de l'irritation produite sur les parois vasculaires par le sang, riche en acide urique, toxines, les *scléreux* et surtout les *prescléreux*, avec traces impondérables d'albumine, avec *hypertension vasculaire*, seront améliorés avec la cure de Contrexéville, qui modifie le sang, favorise l'élimination des produits toxiques et enlève les causes d'irritation de la couche interne des artères. Mais la cure ne sera indiquée qu'au début de la sclérose et quand il n'y aura pas de lésions trop prononcées de la paroi vasculaire, ni une tension vasculaire trop forte.

Nous devons aussi signaler le *rhumatisme goutteux*, celui qui prend plus l'allure de la goutte que du rhumatisme. Le *rhumatisme articulaire vrai* a une origine et une évolution tout à fait différentes et sera traité avec beaucoup plus de succès dans les stations thermales comme Aix, Plombières, Bourbonne, Bourbon-l'Archambault, Bourbon-Lancy, etc., et réclame surtout un traitement externe par la balnéation et les douches, qui est contre-indiqué dans la goutte.

2° Les gravelles urinaires, qu'elles soient diathésiques, primitives et dépendant d'un trouble général de la nutrition (*gravelle urique, oxalique, de cystine, phosphatique*) ou catarrhales, secondaires et consécutives à une affection locale des voies urinaires (*gravelle phosphatique*) sont justiciables de Contrexéville, pour toutes les manifestations qu'elles peuvent présenter, depuis le rein jusqu'à l'urèthre.

a) *Gravelle urique.* — Au début, soit occasionnellement à la suite d'un repas trop copieux, d'une fatigue, soit d'une façon permanente, les urines sont rares, chargées en couleur, laissant un dépôt rosé sur le vase, et déterminent une certaine sensibilité rénale, une tension rénale, ou une véritable lombalgie, ou bien une sensation de gêne, de fatigue, d'endolorissement qui, du rein, s'irradie sur le trajet réno-urétiral, la vessie, et jusqu'à l'extrémité du gland.

C'est le *premier stade* de la *gravelle urique*.

Contrexéville activera les fonctions rénales, augmentera la sécrétion urinaire, rendra les urines plus aqueuses, moins denses, moins irritantes, fera disparaître les sensations douloureuses et préviendra la formation de sable, gravier, calcul.

C'est ce qu'on peut appeler la *cure préventive*.

Dans le *deuxième stade*, il se formera du sable rouge brique, qui sera expulsé avant la formation de gravier, de calcul.

Enfin, ce sable s'accumule, arrive à former des petits graviers, des calculs, qui pourront s'arrêter dans un des points du *réno-urétéro-vésical* et déterminer, par leur présence, la *colique néphrétique*, avec tout son ensemble symptomatique et ses douleurs sur tout le trajet urinaire ou localisées à un point déterminé.

L'Eau de Contrexéville prévient la colique néphrétique en favorisant l'expulsion du sable, des petits graviers et souvent même de graviers assez volumineux.

La colique néphrétique n'est pas forcément nécessaire pendant la cure. Nous dirons même qu'elle se présente plutôt rarement pendant la cure, qui rend les conduits urinaires moins sensibles et provoque une sorte de dilatation de ces conduits, facilitant le passage de ces calculs. Dans quelques cas, la cure la provoque, mais elle est moins intense, moins longue qu'en dehors de la source et est indispensable quand le calcul est très volumineux ou irrégulier.

Autrefois, nous agissions d'une façon tout à fait empirique et nous ne pouvions que présumer la dimension des calculs d'après les symptômes cliniques.

Aujourd'hui, avec la *radiographie instantanée,* nous arrivons à faire le diagnostic du calcul, de son volume, de son siège et même de sa nature. Ces renseignements sont des plus importants pour le traitement hydrominéral. S'agit-il d'un calcul de petite dimension ou pouvons-nous supposer qu'il peut sortir par les voies naturelles, nous conduirons la cure d'une façon plus intensive. S'il est trop volumineux, nous n'hésiterons pas à conseiller l'intervention chirurgicale et à suspendre la cure. Toutefois, nous devons ajouter que des calculs d'un certain volume peuvent sortir naturellement et qu'il y a de nombreux cas où les malades auront intérêt à attendre, surtout quand il n'y a ni hématurie trop abondante, ni crises trop fréquentes et trop douloureuses.

Nous avons vu certains malades atteints d'un calcul volumineux, siégeant dans le bassinet, et ne voulant pas consentir à l'opération.

Chez ces malades, la cure a pu être menée à bien et même provoquer du soulagement, par suite du lavage du bassinet qui calmait l'irritation de la muqueuse, nettoyait la surface du calcul en lui enlevant les mucosités qui l'entouraient. Inutile d'ajouter que, dans ces cas, il faut être d'une extrême prudence dans les doses d'Eau que l'on conseille et qu'il faut renoncer à son usage quand le calcul peut s'engager et arriver à oblitérer l'uretère, ce qui pourrait déterminer des complications sérieuses, comme l'anurie.

Nous devons donc ne jamais négliger de faire radiographier nos malades, chez lesquels nous supposons la présence de calcul, et souvent même cette radiographie devra être répétée pendant la cure, pour nous permettre d'en apprécier le résultat et de constater la migration du calcul.

b) *Gravelle oxalique.* — Les Indications sont les mêmes que pour la gravelle urique.

A la première période, les urines d'une densité en général très élevée, pouvant aller jusqu'à 1.040, sont peu abondantes, très irritantes et laissent un dépôt floconneux, mamelonné, brillant, pris souvent pour du mucus, et constitué par des cristaux rhomboïdaux en forme d'enveloppe ou de sabliers à angles aigus qui déchirent les tubuli, provoquant de petites hématuries microscopiques et des douleurs assez vives. Puis se forment des sables blancs brillants, comme de la poudre de diamant, et enfin des graviers irréguliers, mûraux, noirâtres, pouvant donner de fortes hématuries avec des douleurs très intenses.

Cette gravelle est soit *physiologique* ou *alimentaire*, soit *pathologique*, c'est-à-dire consécutive à des dyspepsies avec troubles nerveux.

La cure de Contrexéville agira, d'une part, en favorisant la sécrétion urinaire, en empêchant la formation de graviers et en facilitant l'expulsion de ces calculs, et, d'autre part, en modifiant les échanges nutritifs et en faisant disparaître les causes de cette *oxalurie*, qui devient de plus en plus fréquente en France.

c) Gravelle phosphatique.

Elle est *primitive* ou *diathésique* et indique une mauvaise nutrition, un défaut d'alimentation ou d'assimilation, ou *secondaire* à une inflammation, à une suppuration ascendante ou descendante des voies urinaires.

En passant dans les voies urinaires, l'Eau les lavera, les débarrassera des sables, des graviers blancs, en général mous de phosphates, du pus, des mucosités, des débris épithéliaux qui imprègnent la muqueuse, diminuera leur inflammation et, en ramenant à l'acidité les urines alcalines, empêchera leur fermentation et par suite la production phosphatique.

Dans cette gravelle, la cure sera plus longue et la

quantité d'Eau prise en plusieurs fois dans la journée.

3° Pyélite. Urétéro-pyélite. Pyélo-néphrite.

Ces maladies sont consécutives, soit à une irritation produite par les calculs, soit à une inflammation provenant de la vessie ou encore, mais plus rarement, à une maladie infectieuse, telle que grippe, fièvre typhoïde, etc. Elles seront améliorées par la cure à la suite de l'expulsion des calculs ou des lavages modifiant les muqueuses et ramenant l'urine à l'acidité. La néphrite, si elle est localisée et ne produit que peu d'albumine (moins d'un gramme), avec quelques cylindres, peut même disparaître, la cause étant enlevée soit par expulsion, soit après opération. Il est même tout à fait indiqué de conseiller une cure après la néphrotomie, la pyélo-urétérotomie, dans le cas de calcul ou encore après la néphrectomie, quand le rein opposé est douloureux.

Chez ces malades, la cure a besoin d'être surveillée d'une façon toute spéciale.

4° Dans la néphroptose, dans le rein mobile, le rein se congestionne facilement et le cours de l'urine subit des modifications, par suite des coudures de l'uretère. La cure facilitera la sécrétion urinaire, décongestionnera l'organe, diminuera par suite les douleurs et favorisera l'expulsion des dépôt sablonneux qui pourraient se former et arriver à former des calculs.

5° Urinaires.

Les inflammations chroniques de la vessie, de toute nature, seront améliorées par la cure, mais il est de toute nécessité que la vessie se vide facilement, c'est-à-dire qu'il n'y ait pas de rétention, pas d'obstacle à la miction, soit par rétrécissement de l'urèthre, soit par hypertrophie prostatique. Il faut surveiller tout spécialement les prostatiques et, s'il se produit de la congestion de la prostate, il faut suspendre la cure, qui ne contribuerait qu'à aggraver les accidents et provoquer une rétention complète.

Après la taille, ou après la litothritie, de même qu'après la prostatectomie, la cure de Contrexéville trouvera son utilité.

Dans aucun cas, on n'aura recours à la cure quand

on aura constaté la présence d'un ou plusieurs calculs non susceptibles d'une expulsion naturelle, ou même pour essayer de faire le diagnostic de la pierre, comme cela avait été conseillé à l'origine.

De bons résultats ont été signalés dans l'*incontinence d'urine* des enfants, mais c'est surtout dans l'incontinence survenant chez les enfants de souche arthritique, goutteuse, qui ont des urines très acides, très irritantes de la vessie, par suite de leur richesse en acide urique ou oxalate de chaux.

6° Les Hépatiques.

Les congestions hépatiques des gros mangeurs, des obèses, des arthritiques, verront les phénomènes s'amender sous l'influence de la purgation obtenue sans fatigue par l'Eau du Pavillon et surtout par la Souveraine, et par l'irrigation du foie, consécutive à une grande absorption d'Eau. Le foie, se décongestionnant, retrouvera ses fonctions physiologiques.

Les lithiasiques biliaires avec expulsion de boues, de sable, de petits graviers et déjà atteints de la diathèse urique (goutte, gravelle), ceux qui sont débilités et ne pourraient, sans préjudice, supporter des eaux alcalines fortes, les femmes anémiées, nerveuses, qui ont eu, pendant ou après plusieurs grossesses, des crises hépatiques, viendront à Contrexéville et y seront soulagés. Mais une contre-indication formelle sera la cirrhose hépatique.

7° Les Diabétiques.

Les petits diabétiques, ceux qui ont une faible quantité de sucre et peu de symptômes accentués, ceux qui sont de souche arthritique, qui ont eu la goutte, la gravelle et chez lesquels on trouve par hasard du sucre dans les urines sans aucun autre symptôme, et qui sont plutôt des *glycosuriques* que des *diabétiques*, verront, à la suite de la cure de Contrexéville et souvent sans suivre de régime spécial, leur sucre diminuer rapidement et même disparaître, en même temps que les urines deviennent plus colorées, moins denses, moins abondantes et laissent un dépôt très abondant d'acide urique. Le résultat obtenu pendant la cure peut persister des mois, des années.

8° Les Albuminuriques.

L'albumine est fréquente chez les diathésiques uricémiques. C'est l'albumine des *pré-scléreux*. Elle est due à une irritation produite par les sédiments uriques, oxaliques ou phosphatiques dans les conduits urinifères. C'est une *albuminurie fonctionnelle* et non *lésionnelle*. Elle peut aussi être la conséquence d'un calcul. On comprend que ces albuminuries, quand la dose n'est pas élevée, moins d'un gramme, soient justiciables de Contrexéville, qui provoquera un lavage des conduits urinaires avec expulsion des sédiments, des calculs, diminuera la quantité d'albumine, la fera même disparaître, malgré la présence de quelques cylindres qui indiquent une lésion plus profonde. Pour les autres albuminuries, nous pensons qu'elles relèvent plutôt de Saint-Nectaire.

9° Les Hématuriques.

L'hématurie d'origine calculeuse, quand elle n'est pas très abondante, sera traitée à Contrexéville, qui débarrassera les conduits urinaires du sable, des graviers, des calculs qui déchirent la muqueuse et entretiennent une certaine congestion.

Si l'hématurie survient chez des albuminuriques uricémiques, sans qu'il y ait lieu de songer à l'attribuer à la présence de sable, calcul, s'il coexiste de nombreux cylindres, il faudra suspendre la cure, qui serait nuisible en provoquant une congestion rénale, par suite du surcroit de travail.

Dans tous les cas, lors d'hématurie, la cure devra être surveillée, et même interrompue, si celle-ci devenait trop abondante. La cure au lit est indiquée, le mouvement, la marche pouvant être une cause d'hématurie.

Crise thermale.

La crise thermale, qui était autrefois considérée comme une des conséquences de la cure, est absolument inutile et survient presque toujours, soit après une trop grande quantité d'Eau, soit à la suite d'une erreur d'alimentation (excès alimentaire, aliments indigestes), bien qu'actuellement le *régime alimentaire* puisse être suivi d'une façon plus stricte d'après les ordonnances du médecin, soit après un refroidissement ou des excès de fatigue.

Les accès de goutte, pendant la cure, sont très rares : ils étaient plus fréquents autrefois, parce que les malades se baignaient ou se douchaient ; la goutte n'aime pas l'Eau à l'extérieur sous forme de bains ou de douches. Il faut se contenter d'activer le fonctionnement de la peau par des frictions sèches ou alcoolisées, avec ou sans massage.

Effets consécutifs a la cure.

Les malades, qui ont fait une cure, doivent être prévenus qu'ils peuvent ressentir ultérieurement certains phénomènes qui en sont la conséquence. C'est ainsi que chez les graveleux urinaires, on note la persistance de l'excitation produite sur la sécrétion urinaire et qu'il n'est pas rare d'apprendre que, quelques jours ou quelques semaines après leur retour, ces malades ont rendu, avec ou sans colique néphrétique, des graviers, du sable, qui avaient résisté au traitement hydrominéral. Les mêmes effets sont constatés pour la gravelle biliaire.

Aussi est-il bon de se reposer après la cure, de ne pas se remettre de suite aux affaires, d'entreprendre de longs voyages. Un séjour à la campagne est absolument indiqué pour obtenir le maximum d'effets de la cure thermale.

Quelquefois, la cure de Contrexéville se trouvera bien d'être *associée* à une cure d'Eau alcaline forte de Vichy : mais celle-ci ne devra se faire qu'après quelques semaines de repos. Les cures pourront être *alternantes* chaque année.

B. Contre-Indications.

Celles-ci sont générales ou spéciales.

Générales :

1° Tuberculose, néoplasme ;

2° Lésions cardio-vasculaires non compensées. Artério-sclérose généralisée avec hypertension vasculaire ;

3° Congestions cérébrales de date récente. Apoplexie.

Spéciales :

1° Défaut de perméabilité rénale, de sécrétion urinaire ;

2° Obstacles à l'excrétion de l'urine par rétrécissement de l'urèthre ou hypertrophie prostatique, amenant de la rétention d'urine complète ou incomplète ;

3° Néphrites avec polyurie, cylindres granuleux, albumine en grande quantité, œdème ;

4° Pyélo-néphrite avec altération profonde des reins ;

5° Calcul rénal ou uretéral volumineux ;

6° Pierre dans la vessie ;

7° Cirrhoses du foie, cholécystite.

L'âge n'est pas une contre-indication.

Chez les *enfants* de souche arthritique, goutteuse, la cure *préventive* sera souvent d'une grande utilité.

Les femmes deviennent de plus en plus nombreuses à Contrexéville. Elles sont moins souvent goutteuses que les hommes. La goutte, chez elles, prend plutôt la forme de rhumatisme goutteux ou de goutte abarticulaire ou viscérale. Mais la gravelle, quelle soit rénale ou biliaire, est plus fréquente qu'autrefois, ce qui tient en partie à leur manière de vivre. De plus, sa symptomatologie est mieux connue, et autrefois bien des femmes étaient traitées pour des troubles qu'on croyait d'origine utéro-ovarienne et qui n'étaient que lithiasiques.

La cure a pu être menée à bien pendant l'état de grossesse ou pendant l'allaitement. Elle sera contre-indiquée dans les métrorragies par mitrite congestive, corps fibreux ou ménopause.

Généralités

Contrexéville, petite ville de 1.000 habitants, à 366 kilomètres de Paris, est située à 350 mètres d'altitude, dans un vallon, largement ouvert du Nord au Sud, qu'entourent les hauteurs de Bellevue, de la Glacière, de Surianville, de Lignéville, accessibles par des pentes douces et à proximité de bois.

Le climat est tempéré, mais à variations assez brusques de température. L'air est vif, sain, tonique. La chaleur y est très supportable, l'été, par suite des fraîcheurs de la nuit.

Les hôtels y sont nombreux, confortables. Quelques-uns sont installés sur les hauteurs. Les régimes peuvent y être suivis et, dans beaucoup, les repas sont servis par petites tables, ce qui permet de les approprier au gré du buveur et suivant sa maladie.

Les promenades, les jeux divers (croquet, boules, tennis, golf), installés dans les divers Parcs, sont des éléments surajoutés à la cure, en même temps que les nombreuses distractions (casino, théâtre, fêtes diverses).

Tout concourt à faire de Contrexéville une cure d'*Eau*, une cure d'*Air*, une cure de *Repos*.

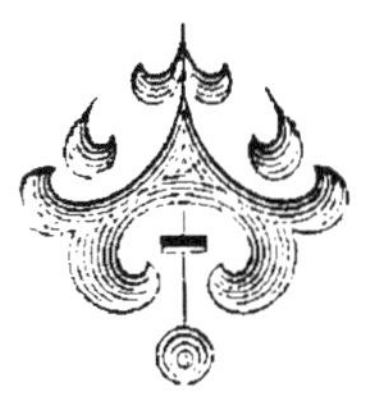

Issoudun. — Imp. H. Gaignault, 15, rue Victor-Hugo.

www.ingramcontent.com/pod-product-compliance
Ingram Content Group UK Ltd.
Pitfield, Milton Keynes, MK11 3LW, UK
UKHW021037200726
13857UKWH00005B/1782

9 782012 864726